www.ingramcontent.com/pod-product-compliance
Lightning Source LLC
Chambersburg PA
CBHW071214240526
45470CB00018B/1865
9781977685261